BEI GRIN MACHT SICH IHR WISSEN BEZAHLT

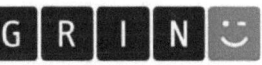

Ätiopathogenese der Parodontitis. Einwirkung auf das Timing in der systematischen Parodontitistherapie

Jacqueline Elbrandt

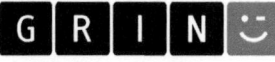

Bibliografische Information der Deutschen Nationalbibliothek:

Die Deutsche Nationalbibliothek verzeichnet diese Publikation in der
Deutschen Nationalbibliografie; detaillierte bibliografische Daten sind
im Internet über http://dnb.d-nb.de abrufbar.

ISBN: 9783346729088
Dieses Buch ist auch als E-Book erhältlich.

© GRIN Publishing GmbH
Nymphenburger Straße 86
80636 München

Druck und Bindung: Books on Demand GmbH, Norderstedt Germany
Gedruckt auf säurefreiem Papier aus verantwortungsvollen Quellen

Das vorliegende Werk wurde sorgfältig erarbeitet. Dennoch
übernehmen Autoren und Verlag für die Richtigkeit von Angaben,
Hinweisen, Links und Ratschlägen sowie eventuelle Druckfehler keine
Haftung.

Das Buch bei GRIN: https://www.grin.com/document/1278044

HAUSARBEIT

im Studiengang Dentalhygiene und
Präventionsmanagement

Sommersemester 2020

Modul: Forschungsprojekt

Ätiopathogenese der Parodontitis und deren Einwirkung auf

das Timing in der systematischen Parodontitistherapie

eingereicht von:

Jacqueline Elbrandt

Inhaltsverzeichnis

Abbildungsverzeichnis..iii

Abkürzungsverzeichnis..iii

1. Einleitung... 1

2. Ätiopathogenese... 1

   2.1 Die mikrobielle Belastung im Biofilm... 2

   2.2 Das Ätiopathogenetische Modell nach Page und Kornman................... 4

   2.3 Das Ätiopathogenetische Modell nach Chapple und Meyle.................. 5

3. Die systematische Parodontitistherapie.. 8

   3.1 Befunderhebung.. 8

   3.2 Diagnostik 8

   3.3 Vorbehandlung.. 8

   3.4 Befund nach Vorbehandlung... 9

   3.5 Die nicht-chirurgische Parodontitistherapie... 9

   3.6 Nachbehandlung... 10

   3.7 Reevaluation 10

   3.8 Unterstützende Parodontitistherapie (UPT) 11

4. Parodontale Wundheilung 11

5. Fazit.. 12

6. Literaturverzeichnis.. 13

Abbildungsverzeichnis

Abbildung 1 Bakterienkomplexe nach Socransky (1998) 3

Abbildung 2 Ätiopathogenesemodell nach Page und Kornman (1997) 5

Abbildung 3 Ätiopathogenesemodell nach Chapple & Meyle (2015) 7

Abkürzungsverzeichnis

AST	Aspartate-Aminotransferase
BOP	bleeding on probing
CAL	clinical attachmentlevel
DAMP's	damage-associated molecular patterns
DNA	Desoxyribonukleinsäure
EPS	extrazelluläre Polysaccharide
FMLP	N-Formyl-Methionyl-Leucyl-Phenylalanin
GCF	gingival crevicular fluid
IFNγ	Interferon γ
IL-1α	Interleukin 1α
IL-2	Interleukin 2
IL-6	Interleukin 6
IL-8	Interleukin 8
IL-10	Interleukin 10
IL-13	Interleukin 13
ITCP	Collagen Typ 1 Telopeptide

LPS	Lipopolysaccharide
MMP	Matrix-Metalloproteasen
PGE2	Prostaglandin E2
PMN	polymorphkernige neutrophile Granulozyten
PMPR	professionelle mechanische Plaquereduktion
PSI	parodontaler Screening Index
spp.	species pluralis
TGFβ	transforming growth factor β
TIMP	tissue inhibitors of MMP
TNFα	Tumornekrosefaktor α

1. Einleitung

Diese Hausarbeit zu dem Modul „Forschungsprojekt" beschäftigt sich mit dem Thema „Ätiopathogenese der Parodontitis und deren Einwirkung auf das Timing in der Parodontitistherapie". Das Thema ist in Bezug auf meinen Studiengang „Dentalhygiene und Präventionsmanagement" fachgerecht abgestimmt und hat eine ausschlaggebende Relevanz für meinen späteren beruflichen Werdegang als Dentalhygienikerin.

Sowohl auf der Seite der eigentlichen Therapie, als auch auf der Seite der präventiven Maßnahmen gewinnt die Parodontitistherapie an Bedeutung. Es handelt sich um eine bakteriell bedingte Krankheit, welche irreversibel ist. Der Patient ist mit dem Zeitpunkt der Diagnose auf regelmäßige Zahnarztbesuche angewiesen, um das Fortschreiten der chronischen Erkrankung zu verhindern (Hierse, 2015). Laut den Aussagen der fünften deutschen Mundgesundheitsstudie ist die Anzahl an Parodontitiserkrankungen zwar zurückgegangen, jedoch wird durch den demographischen Wandel der Behandlungsbedarf stetig steigen (Institut der Deutschen Zahnärzte, 2016).

Ziel dieser Arbeit ist es, sich die Ätiologie und die Pathogenese einer Parodontitis genauer anzuschauen mit genauerem Blick auf das Timing in dessen Therapie. Dabei werde ich zunächst auf die Ursache, die Entstehung und den Verlauf der chronischen Infektionskrankheit eingehen. Im Anschluss werden ich den Ablauf einer systematischen Parodontitistherapie beschreiben. Meine Aussagen werde ich durch fachspezifische Literatur, sowie randomisiert kontrollierte Studien unterstützen. Beenden werde ich meine Arbeit mit einem zusammenfassenden Fazit.

2. Ätiopathogenese

In diesem Abschnitt möchte ich auf die Ätiopathogenese der Parodontitis eingehen. Die Bezeichnung „Ätiopathogenese" setzt sich aus den Begriffen Ätiologie und Pathogenese zusammen und beschreibt die Ursache, die Entstehung und die Entwicklung der Krankheit (DocCheck Flexikon, 2015).

2.1 Die mikrobielle Belastung im Biofilm

Laut dem Literaturstück von Hellwig, Klimek und Attin (2013) gibt es zwei Ursachenkomplexe für die Entstehung einer Parodontitis. Die primäre Ursache stellt das Vorhandensein von Biofilm dar. Diese weiche, strukturierte und zähe Zahnplaque besteht aus Bestandteilen des Speichels, bakteriellen Stoffwechselprodukten, Bakterienzellen und Nahrungsresten und ist mit einem Wasserstrahl nicht zu entfernen. Er zeichnet sich durch die räumlich orientierte Anhäufung von Mikroorganismen aus, welche in einer Gemeinschaft leben und untereinander kommunizieren können. Diesen Informationsaustausch, welcher durch die Freigabe von Signalmolekülen in das Umgebungsmilieu ermöglicht wird, bezeichnet man als „Quorum sensing".

In dem Experiment von Theilade, Wright, Jensen und Löe (1966) wurde der Einfluss der Plaque auf die Entstehung entzündlicher Parodontopathien analysiert. Die Probanden unterbrachen für das Experiment für 15 Tage die häusliche Mundhygiene. Es wurde erkannt, dass nach fünf bis sieben Tagen durch die zunehmende Plaqueakkumulation eine Gingivitis auftritt. Durch die Wiederaufnahme der häuslichen Mundhygienemaßnahmen ging die Gingivitis zurück und das Parodont befand sich erneut in einem klinisch gesunden Zustand. Diese entzündliche Reaktion ist nach den Aussagen von Hellwig, Klimek und Attin (2013) auf das Vorhandensein von Mikroorganismen im Biofilm zurückzuführen. Dieser bildet sich mit seinen Bakterien sequenziell.

Nach den Aussagen von Wolf et al. (2012) bildet sich innerhalb weniger Minuten die Pellikel durch bestimmte Speichelproteine. Durch physikalische Kräfte heften sich die ersten Keime an die Zahnoberfläche an. Besonders Streptokokken und Aktinomyzeten können sich durch ihre Adhäsine and die Pellikelrezeptoren fest verankern und produzieren extrazelluläre Polysaccaride (EPS). Diese klebrige Schicht stellt eine Matrix dar, wodurch sich weitere Bakterien in den Biofilm integrieren können. Die frühbesiedelnden Keime *Streptococci species pluralis (spp.)*, *Actinomyces spp.*, *Capnocytophaga spp.*, *Eikenella spp.* vermehren sich, wodurch die Masse des Biofilms zunimmt. Nach etwa 72 Stunden bilden sich die sogenannten Brückenkeime. *Fusobacterium nucleatum*, ist eines dieser Keime, welches ab dem dritten bis vierten Tag im Biofilm vorhanden ist. Dieser ist hauptverantwortlich für die bakterielle Kommunikation im Biofilm. Es hält zu allen Strukturen in der Plaque eine Verbindung. Durch dieses Bakterium und der Maturation des Biofilms können sich weitere gramnegative Stäbchen und Bakterien integrieren. Darunter befinden sich die parodontopathogenen Keime, wie *Porphyromonas gingivalis*, *Aggregatibacter actinomycetemcomitans*, *Tannerella forsythia* und *Treponema denticola*. In dem von zahlreichen Mikroorganismen gebildeten Zirkulationssystem können Stoffwechselprodukte, Virulenz- und Resistenzfaktoren ausgetauscht werden. Die Wirtsabwehr wird durch wird durch die Abgabe von Lipopolysacchariden (LPS) aktiviert. Die bakterielle Flora provoziert das Gewebe durch diverse Stoffwechselprodukte zu einer verstärkten Absonderung eines Exudats und zur Migration von polymorphkernigen neutrophilen Granulozyten (PMN) in den Sulkus. Das Saumepithel wird durch die verstärkte PMN-Diapedese und den erhöhten Strom der Sulkusflüssigkeit aufgelockert. Aufgrund dessen können die Bakterien in den subgingivalen Bereich vordringen und dort zu der Bildung einer gingivalen Tasche beitragen.

Socransky (1998) bezieht sich auf ehemalige Studien und konnte durch sein Experiment herausfinden, dass die Bakterien in der Plaque in determinierten Komplexen existieren. 1998 führte er ein Experiment durch, durch welches er erstmals diese Bakterien in fünf Hauptkomplexe einteilen konnte (Abb.1). Das Vorkommen der Bakterien aus dem jeweiligen Komplex ist entscheidend für den Verlauf einer Parodontitis. Besonders die Bakterien des roten Komplexes sorgen für eine erhebliche Entzündung mit hohen Sondierungstiefen und einhergehenden Attachmentverlust. Die Bakterien aus dem grünen Komplex haben eine besonders aggressive Wirkung. Aggregatibacter actinomycetemcomitans ist eines dieser Keime und wird auch als Leitkeim für aggressive Parodontitisformen identifiziert.

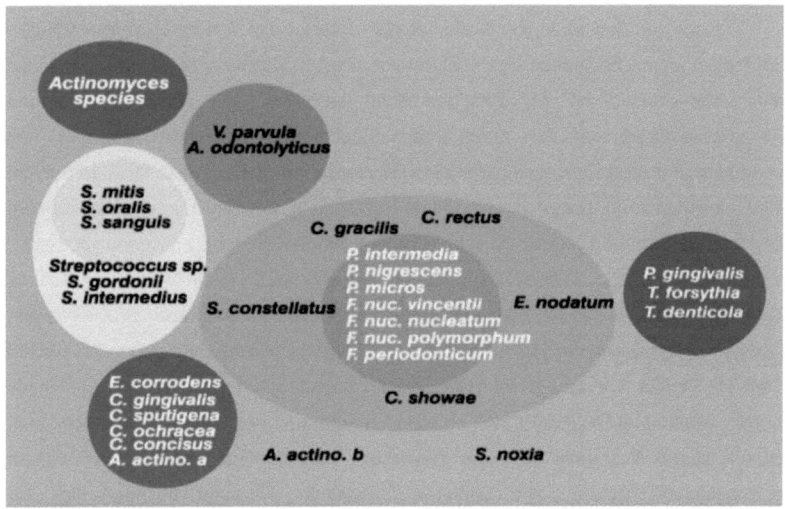

Abbildung 1 Bakterienkomplexe nach Socransky (1998)

2.2 Das Ätiopathogenetische Modell nach Page und Kornman

Auch nach dem ätiopathogenetischen Modell nach Page und Kornman (1997) stellt die mikrobielle Belastung die primäre Ursache für eine parodontale Entzündung dar. Das Modell veranschaulicht die Entstehung und Entwicklung einer Parodontitis, ausgehend vom klinisch gesunden Parodont. Die LPS, eine Komponente aus der Hülle, der gramnegativen anaeroben Bakterien und andere Virulenzfaktoren wirken auf das Immunsystem ein und bewirken eine Wirtsbedingte Immun-Entzündungs-Reaktion. Das angeborene Immunsystem reagiert mit der „first-line of defense" indem es PMNs abgibt. Im späteren Verlauf schaltes sich das spezifische Immunsystem ein und setzt Antikörper frei. Eine zelluläre Reaktion des Epithel- und Bindegewebes sorgt dafür, dass Zytokine und Prostanide abgegeben werden. Die somatischen Zellen, demnach die Epithel- und Bindegewebszellen und die Zellen des Immunsystems, geben Matrix-Metalloproteasen (MMPs) ab, wodurch das Bindegewebe und der Knochen abgebaut wird. Durch diesen Abbau werden Collagen Typ 1 Telopeptide (ITCP) und Aspartate-Aminotransferase (AST) freigesetzt und signalisieren dem Körper, dass Bindegewebe zu Grunde geht. Die klinischen Krankheitssymptome, wie Stagnation und Progression werden sichtbar. Diese Anzeichen haben wiederum Einfluss auf die mikrobielle Belastung, da neue Lebensräume durch die Taschenbildung und den Knochenabbau gebildet werden. Durch die zunehmende Anzahl an pathogenen Keimen wird der Krankheitsprozesses weiter katalysiert.

Modifiziert wird die Parodontitis durch lokale und systemische Faktoren, welche den zweiten Ursachenkomplex einer Parodontitis darstellen (Hellwig et al., 2013). Diese sind umweltbedingte Risikofaktoren, wie das Trinken von Alkohol oder auch das Rauchen von nikotinhaltigen Genussmitteln. Aber auch genetische Faktoren, wie z.B. Trisomie 21 stellen einen Risikofaktor für die Progression einer Parodontitis dar (Abb.2).

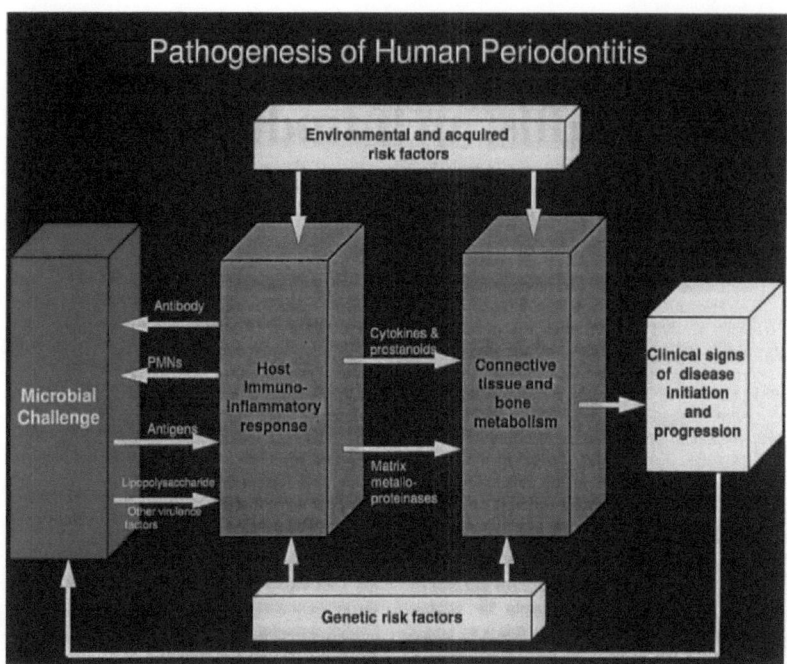

Abbildung 2 Ätiopathogenesemodell nach Page und Kornman (1997; Vergrößerte Darstellung im Anhang)

2.3 Das Ätiopathogenetische Modell nach Chapple und Meyle

Weiter modifiziert wurde das Modell von Chapple und Meyle (2015). Die Gingiva stellt sich als klinisch gesund dar, solange nur eine geringe symbiotische Biofilmmasse vorhanden ist. Dieser Zustand wird auch als initiale Läsion bezeichnet (Wolf et al., 2012). Durch die Plaquebakterien werden Metaboliten und das Peptid N- Formyl-Methionyl-Leucyl-Phenylalanin (FMLP) und LPS produziert. Diese verlassen das Saumepithel und sondern Interleukin 8 (IL-8), Tumornekrosefaktor α (TNFα), Interleukin 1α (IL-1α), Prostaglandin E2 (PGE2) und MMP ab. Die lokale Gefäßreaktion wird hochreguliert durch das von freien Nervenendigungen produzierte Histamin und den Neuropeptiden. Durch das Freisetzen von Histamin durch die Mastzellen wird das Endothel veranlasst IL-8 in das Gefäß auszuschütten, welches der Lockstoff für die PMNs ist. Außerdem werden Antigene an die Umgebung abgegeben und durch den Zerfall der Bakterien bakterielle Desoxyribonukleinsäure (DNA) freigesetzt. Durch das angeborene Immunsystem durchdringen auch bei einer klinisch gesunden Gingiva PMNs das

Saumepithel. Ebenso trägt das Komplementsystem laut Chapple und Meyle (2015) zur Eliminierung von zellulären Antigenen bei. Sobald der Zustand der Symbiose innerhalb des Biofilms außer Balance gerät, kommt es zu einer entzündlichen Reaktion des Parodonts, demnach zu einer Gingivitis.

Die Biofilmmasse nimmt zu und aus der ehemaligen Symbiose entwickelt sich eine beginnende Dysbiose (Chapple et al., 2015). Der Zustand, der nach etwa acht bis vierzehn Tagen vermehrter Plaqueakkumulation auftritt, wird als frühe Läsion bezeichnet (Wolf et al., 2012). Durch eine Kapillarvermehrung und einer Weitstellung der Gefäße wird klinisch eine gerötete Gingiva sichtbar. Durch eine längere Entwicklungszeit des Biofilms können sich weitere Bakterien integrieren, welche LPS freisetzen und das Immunsystem reizen. Das angeborene Immunsystem reagiert durch die Aktivierung von Makrophagen und des Serumproteinsystems. Es werden mehr proinflammatorische Zytokine abgeben und es wandern mehr PMNs in das Entzündungsgebiet ein. Sie bilden im bereits leicht vertieften Sulkus eine Barriere gegen die unterschiedlichen Bakterien im Biofilm. Zudem werden durch die aktivierten Makrophagen Entzündungsmediatoren und Chemotaxine gebildet. Außerdem werden Antikörper gegen die Komponenten des wachsenden Biofilms gebildet. Zudem wird im späteren Verlauf die vaskuläre Reaktion um Leukozyten und Monozyten ergänzt.

Der Zustand der frühen Läsion entwickelt sich nach etwa drei bis vier Wochen manifestierter Plaqueakkumulation in eine etablierte Gingivitis, welche mehrere Jahre bestehen bleiben kann, ohne dass eine Parodontitis entsteht (Wolf et al., 2012). Es kommt zu akuten entzündlichen Veränderungen des Parodonts. Das erworbene Immunsystem beteiligt sich mit B- und T-Lymphozyten und Plasmazellen. Durch Zytokine, wie Interleukin 2 (IL-2) bis -6 (IL-6), Interleukin 10 (IL-10) bis -13 (IL-13), TNFα, transforming growth factor β (TGFβ) und Interferon γ (IFNγ) koordinieren die T-Zellen die Immunantwort. Ebenso sezernieren aktivierte PMNs eine Vielzahl an Zytokinen, Leukotrienen und MMPs. Es kommt zu einer Kollagendegradation und Leukozyteninfiltration. Statt Kollagen produzieren die Fibroblasten MMP und tissue inhibitors of MMP (TIMP). Es gelangen mehr Entzündungszellen aus dem Bindegewebe in den Sulkus, um dort der Vermehrung der Bakterien entgegenzuwirken. Es folgt eine Vergrößerung des entzündlichen Infiltrats. Das keratinisierte Epithel proliferiert in die Tiefe. Es kann sich durch seine verhornte Oberfläche nicht an die Zahnoberfläche anheften. Zudem proliferiert ebenso das Saumepithel Richtung apikal, da es sich nur an einer gesunden, nicht infizierten Oberfläche anheften kann. Der Epithelansatz wird von der bestehenden Plaque verdrängt und es kommt zu einer Taschenbildung. Ein bindegewebiger Attachmentverlust besteht jedoch noch nicht. Kommt es durch genetische oder epigenetische Einflüsse zu weiterem oxidativem Stress entwickelt sich eine Parodontitis.

Die Biofilmmasse in dem Stadium der fortgeschrittenen Läsion hat deutlich zugenommen (Chapple & Meyle, 2015). Es kommt zu einer Dysbiose innerhalb des pathogenen Biofilms. Durch die Freigabe von Antigenen, Gingipainen und LPS kommt es zur hyperinflammatorischen Wirtsreaktion. Der oxidative Stress führt dazu, dass die Zellen nicht mehr normal arbeiten. Ihre Leistung ist entweder herabgesetzt oder sie steigert sich auf ein überdurchschnittliches Niveau. Aufgrund dieser Reaktion kommt es zu einer gescheiterten Entzündungsresolution. Es werden vermehrt Zytokine, Prostanoide und MMPs abgegeben und das oxidative Stresslevel steigt. Die molekularen Strukturen der Bakterien, die die Gewebszerstörung in den Zellen auslösen (DAMP's, damage-associated molecular patterns), die Proteine, welche die Eisenmoleküle transportieren (Haem) und die Sulkusflüssigkeit (GCF, gingival crevicular fluid) sind erhöht. Es kommt zu einer epithelialen Tiefenproliferation und teilweise Ulzeration des Saumepithels (Wolf et al., 2012). Klinisch sichtbar ist eine starke, teils eitrige Exsudation. Die Folge der gestörten Gewebshomöostase ist der Abbau von Kollagen, Matrix, parodontalem Bindegewebe und Knochen und führt letztendlich zum Attachmentverlust.

Auch in diesem Modell sind umweltbedingte, sowie genetische und epigenetische Risikofaktoren für die Progression der Parodontitis von Bedeutung (Chapple & Meyle, 2015).

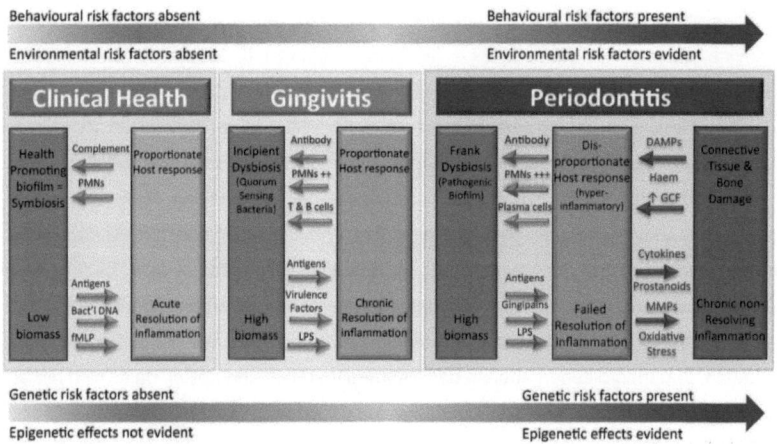

Abbildung 3 Ätiopathogenesemodell nach Chapple & Meyle (2015; Vergößerte Darstellung im Anhang)

3. Die systematische Parodontitistherapie

3.1 Befunderhebung

In der Befunderhebung ist es wichtig Risikofaktoren in Form von der Aufnahme der Krankenvorgeschichte des Patienten herauszufinden, um nachfolgende Therapien individuell auf den Patienten abzustimmen (Bechthold, 2021). Mittels Parodontalem Screening Index erhält der Behandler eine grobe Übersicht über den parodontalen Gesundheitszustand des Patienten. Besteht der Verdacht einer Parodontitis wird der Patient zunächst in mündlicher oder auch in schriftlicher Form darüber informiert. Es wir über die Ätiologie der Erkrankung und die zu erwartenden Vor- und Nachteile der bevorstehenden Behandlung aufgeklärt. Ebenso werden dem Patienten mögliche Therapiealternativen vorgeschlagen und auch die wenigen Vorteile, als auch die vielen Nachteile der nicht-Behandlung erklärt.

3.2 Diagnostik

Nach der aktuellen S3-Leitlinie der DG Paro (2020) ist eine Parodontitis „durch den Verlust parodontalen Gewebes" (Krebschull et al., 2020, S.29) definiert. Für die Diagnose anhand des vorliegenden Befundes, die sich unter anderem nach der Anzahl der noch vorhandenen, der verlorenen und der von Parodontitis betroffenen Zähnen richtet, wird die Erkrankung durch Staging und Grading weiter charakterisiert. Diese neue Klassifikation nach Papanou et al. (2018) sollte die Grundlage für die Behandlung von Parodontitispatienten bilden. Das Staging gibt eine genauere Vorstellung über den Schweregrad und die Verteilung der Erkrankung. Das Grading bietet Informationen über die Progressionsrate und eine mögliche Risikobeurteilung in Abhängigkeit von biologischen Faktoren. Durch die Klassifikation ist es möglich dem Patienten eine individuelle, auf ihn abgestimmte Therapieplanung zu erstellen.

3.3 Vorbehandlung

Nach der Diagnosestellung beginnt die Hygienephase. Der Hauptbestandteil der Vorbehandlung liegt in der professionellen mechanischen Plaquereduktion (Bechthold, 2021). Außerdem wird der Patient individuell durch eine Mundhygieneinstruktion in seiner häuslichen Mundhygiene gefördert. Es werden Reizfaktoren beseitigt und Risikofaktoren kontrolliert. Es folgen Interventionen zur Änderung des Gesundheitsverhaltens in Form von Ernährungsberatung und Raucherentwöhnung.

Laut den Aussagen von Petersilka et al. (2002) hat das supragingivale Debridement einen positiven Effekt bei Taschentiefen bis zu 3mm. Sobald Sondierungstiefen von über 3mm vorliegen, hat nur das subgingivale Debridement positive Auswirkungen auf die mikrobielle Flora.

3.4 Befund nach Vorbehandlung

Etwa ein bis zwei Wochen nach der supragingivalen Instrumentierung erfolgt eine vollständige parodontale Befunderhebung (Bechthold, 2021). Dazu zählt eine sechs-punkt Vermessung, die Aufnahme des clincal attachmentlevels (CAL), die Kontrolle der im besten Fall signifikant verbesserten Mundhygiene, die Aufnahme des bleeding on probing Indexes (BOP) und die Auswertung der Furkations- und Mobilitätsgrade der Zähne. Es sollten zeitnahe Röntgenaufnahmen vorhanden sein und ausgewertet werden. Vor der Parodontitisbehandlung sollten ebenfalls Befunde wie Karies, Parodontitis apicalis und weitere Schleimhautbefunde berücksichtigt und gegebenenfalls einer konservierend/ chirurgischen Therapie unterzogen werden. Sollten nach der supragingivalen Reinigung noch Sondierungstiefen über 3,5mm vorhanden sein, wird bei gesetzlich krankenversicherten Patienten ein Parodontitisantrag zur Krankenkasse geschickt. Nach der Genehmigung des Antrages kann die Parodontitistherapie erfolgen.

3.5 Die nicht-chirurgische Parodontitistherapie

Die S3-Leitlinie der DG Paro (2020) empfiehlt die nicht-chirurgische Therapie innerhalb 24 Stunden durchzuführen. Dies kann entweder quadrantenweise oder im Full-Mouth Verfahren durchgeführt werden. Die Ziele in der antiinfektiösen Therapie sind die Zerstörung des Biofilms, das Erreichen einer glatten Wurzeloberfläche, eine Veränderung der Bakterienzusammensetzung, die parodontale Entzündung zu reduzieren, die parodontale Zerstörung zu stoppen, Sondierungstiefen zu verringern und einen klinischen Attachementgewinn zu erreichen (Bechthold, 2021).

Die Behandlung kann mittels Küretten, maschinellen Instrumenten oder in Kombination erfolgen. In mehreren Studien, unter anderem in dem Experiment von Chapper et al. (2005) konnte nachgewiesen, dass die unterschiedlichen Instrumentarien im Vergleich keinen signifikanten Unterschied in den Erfolgen der Parodontitistherapie darstellen. Das Experiment von Bozbay et al. (2018) machte jedoch deutlich, dass durch eine Handinstrumentation mit Gracey-Küretten wesentlich mehr Wurzelzement abgetragen wird, als durch eine maschinelle Instrumentation mittels piezo-elektrischem Ultraschallscaler. Durch ein Messverfahren wurde deutlich, dass in den koronalen

Wurzelanteilen einen um ca. 70% und in den apikalen Bereichen ein um etwa 63% höherer Verlust des Wurzelzementes vorliegt.

Nach der systemischen Parodontitisbehandlung können laut der S3-Leitlinie (2020) adjuvante Antiseptika eingesetzt werden, solange die mechanische Plaquekontrolle für den Patienten schwer möglich ist. Dies kann zum Beispiel in Form von Chlorhexidin Präparaten erfolgen.

Für die Gabe von Antibiotika sollte immer eine Nutzen-Risken-Abwägung erfolgen. Die systemische Antibiose nach einer parodontalen Therapie sollte nicht routinemäßig erfolgen (Krebschull et al., 2020). Die Kombination von 500mg Metrodinazol und 500mg Amoxicillin, jeweils dreimal täglich für sieben Tage ist auch als „Winkelhoff-Cocktail" bekannt (Winkelhoff, 1992). Die Einnahme erfolgt parallel zur parodontalen Therapie und kann zu einer zusätzlichen Reduzierung der Sondierungstiefen und zusätzlichen Attachementgewinn sorgen (Zandbergen et al., 2013). Laut Krebschull et al. (2020) kann eine generalisierte Parodontitis Stadium III bei jungen Erwachsenen eine rechtfertigende Indikation einer systemischen Antibiose darstellen.

3.6 Nachbehandlung

Nachdem die nicht-chirurgische Therapie durchgeführt wurde, wird der Patient in einem Abstand von ein bis zwei Wochen nach der durchgeführten Behandlung nochmals einbestellt (Bechthold, 2021). Die parodontale Wundheilung wird durch Blutungsindizes kontrolliert. Es sollte im besten Fall keine Blutung mehr auftreten, sowie keine aktiven Taschen mit Pusabsonderung vorhanden sein. Vorsichtig schaut man, ob es im Sulkus zu einer epithelialen Integrität gekommen ist. Die Schleimhaut wird gegebenenfalls auf Aphten untersucht und es wird nach freiliegenden Zahnhälsen geschaut. Liegt eine Hypersensibilität vor, ist es möglich diese zu desensibilisieren.

3.7 Reevaluation

Zwei bis drei Monate nach der Parodontitistherapie findet eine erneute parodontale Befunderhebung statt (Bechthold, 2021). Das Parodont wird nochmals untersucht und mit den Werten vor der Therapie verglichen. Nach der aktuellen S3-Leitlinie der DG Paro (2020) ist eine anschließende chirurgische Therapie einzuleiten, wenn „Taschentiefen > 4 mm mit BOP oder tiefe parodontale Taschen ≥ 6 mm nicht erreicht wurden". (Krebschull et al., 2020, S.76) Ist dieses Ziel jedoch erreicht, wird der Patient in das Recallverfahren der unterstützenden Parodontitistherapie eingebunden.

3.8 Unterstützende Parodontitistherapie (UPT)

Um die Progression der Parodontitis aufzuhalten und somit die Zerstörung des parodontalen Gewebes und ein Rezidiv zu verhindern ist die unterstützende Parodontitistherapie unerlässlich (Bechthold, 2021). In dieser Sitzung findet eine regelmäßige Bewertung und Überwachung des systemischen und parodontalen Gesundheitszustandes mithilfe des Parodontalen Screening Indexes (PSI) oder des BOPs statt. Der Patient wird weiterhin in seiner Mundhygiene durch individuelle Mundhygieneinstruktionen beraten und gestärkt. Der Patient wird motiviert und kontinuierlich mit seinen Risikofaktoren kontrolliert. Es findet eine professionelle mechanische Plaquereduktion (PMPR) und eine lokalisierte subgingivale Instrumentierung von Resttaschen statt. Der Patient bleibt aufgrund der chronischen Erkrankung lebenslang auf ein für ihn bestimmten Recallintervall angewiesen (Sampers, 2011).

4. Parodontale Wundheilung

Um die hohe Prävalenz der Parodontitis nachhaltig zu reduzieren ist die regelmäßige Kontrolle des Parodonts unabdinglich (Rößler, 2017). Die Kontrolle findet in Form des PSI Codes, Röntgenuntersuchungen, die Aufnahme von Mundhygiene- und Blutungsindizes statt. Die rechtzeitige Erkennung und somit die Frühbehandlung parodontaler Erkrankungen senkt das Risiko für schwere Verläufe der Krankheit enorm und die Prognose ist umso günstiger einzustufen.

Wird eine Gingivitis erkannt, sollte direkt gehandelt werden. Viele Experimente, darunter auch das bereits erwähnte Experiment von Theilade, Wright, Jensen und Löe (1966), haben herausgefunden, dass eine Gingivitis reversibel ist. Sobald gegen den Biofilm angegangen wird, in Form von häuslicher Mundhygiene oder auch einer professionellen mechanischen Plaque Entfernung, regeneriert sich das Parodont. Demnach ist es wichtig den Patienten mit einer festgestellten Gingivitis und auch Patienten, die eine Sondierungstiefe bis zu 3,5mm aufweisen, nach 14 Tagen erneut einzubestellen (Rößler, 2017). Die Sondierungstiefen werden erneut gemessen, Entzündungsanzeichen begutachtet und entsprechende Indizes werden aufgenommen. Werden weitere Entzündungsanzeichen erkannt, sollte weiterhin der Ursache auf den Grund gegangen werden. Liegen die Sondierungstiefen nach 14 Tagen weiterhin bei über 3,5mm, sollte eine Parodontitistherapie eingeleitet werden.

Die parodontale Wundheilung nach einer geschlossenen Parodontitistherapie kann laut Wolf et al. (2012) zu verschiedenen Ergebnissen führen. Bei einer Reparation wurde ein langes Saumepithel statt einer bindegewebigen Verankerung im Zement gebildet. Das ursprünglich vorhandene Gewebe wurde somit nicht in dessen ursprünglich vorhandenen Form und Funktion wiederhergestellt. Bei einer Regeneration kommt es dagegen zu einer vollständigen Neubildung von Form und Funktion der parodontalen Strukturen. Die Heilung kann jedoch auch durch eine Wurzelresorption und/ oder einer Ankylose ungünstig verlaufen.

5. Fazit

Alles in allem kann ich sagen, dass mir das Erstellen dieser Arbeit viel Freude bereitet hat, da es ein Thema ist, dass mich aufgrund meines Berufes auch persönlich sehr interessiert. Da es einiges an Literatur zu dem Thema Ätiopathogenese der Parodontitis gibt, war es nicht schwer Quellen für diese Arbeit zu finden. Eine kritische Auseinandersetzung mit den verschiedenen Literaturstücken hat mir anschließend dabei geholfen mein bisheriges Wissen zu der Ätiopathogenese einer Parodontitis zu erweitern.

Abschließend kann man sagen, dass das Wissen über die Ätiologie und die Pathogenese einer Parodontitis ein grundlegendes Element ist, um eine parodontale Therapie rechtzeitig einzuleiten. In Bezug auf die wissenschaftlichen Erkenntnisse über die Ätiopathogenese kann das Timing individuell auf den Patienten abgestimmt werden und einen schweren Verlauf mit Zahnverlust verhindern.

6. Literaturverzeichnis

Bechthold, M. (2021). *Curriculum Parodontologie. NICHT-CHIRURGISCHE-PARODONTITISTHERAPIE. [Power Point slides].* Akademie Praxis und Wissenschaft.

Bozbay, E., Dominici, F., Gokbuget, A. Y., Cintan, S., Guida, L., Aydin, M. S., Mariotti, A., & Pilloni, A. (2018). Preservation of root cementum: a comparative evaluation of power-driven versus hand instruments. *International journal of dental hygiene, 16*(2), 202–209.

Chapper, A., Catão, V. V., & Oppermann, R. V. (2005). Hand and ultrasonic instrumentation in the treatment of chronic periodontitis after supragingival plaque control. *Brazilian oral research, 19*(1), 41–46.

DocCheck Flexikon. (2015, Mai, 10). *Ätiopathogenese.* https://flexikon.doccheck.com/de/%C3%84tiopathogenese

Hellwig, E., Klimek J., & Attin, T. (2013). *Einführung in die Zahnerhaltung* (6. Auflage). Deutscher Zahnärzte Verlag.

Hierse, L. (2015) Parodontitis als Volkskrankheit. Prävalenz, Diagnostik, Therapie und eine kritische Auseinandersetzung mit der Kostenübernahme durch die GKV. IGZ Die Alternative, 20 (1), 4-10.

Institut der Deutschen Zahnärzte. (2016,08). *Fünfte Deutsche Mundgesundheitsstudie (DMS V) – Kurzfassung.*

Kebschull, M. et al. (2020). *S3-Leitlinie (Langversion) Die Behandlung von Parodontitis Stadium I bis III Die deutsche Implementierung der S3-Leitlinie „Treatment of Stage I–III Periodontitis" der European Federation of Periodontology (EFP). Arbeitsgemeinschaft der Wissenschaftlichen Medizinischen Fachgesellschaften. S.1-155*

Meyle, J., & Chapple, I. (2015). Molecular aspects of the pathogenesis of periodontitis. *Periodontology 2000, 69*(1), 7–17.

Page, R. C., & Kornman, K. S. (1997). The pathogenesis of human periodontitis: an introduction. *Periodontology 2000, 14*, 9–11.

Papapanou, P.N., Sanz, M., Buduneli, N., Dietrich, T., Feres, M., Fine, D.H., Flemmig, T.F., Garcia, R., Giannobile, W.V., Graziani, F., Greenwell, H., Herrera, D., Kao, R.T., Kebschull, M., Kinane, D.F., Kirkwood, K.L., Kocher, T., Kornman, K.S., Kumar, P.S., (…) , Tonetti, M.S. (2018). Periodontitis: Consensus report of workgroup 2 of the 2017 World Workshop on the Classification of Periodontal and Peri-Implant Diseases and Conditions. *J Periodontol.*,89(1),173-182.

Petersilka, G. J., Ehmke, B., & Flemmig, T. F. (2002). Antimicrobial effects of mechanical debridement. *Periodontology 2000, 28*, 56-71.

Rößler, R., Hahner, P., Gassmann, G. (2017) Systematik der Parodontaltherapie. Konzepte, Zeitpunkte und Erbringer. *Der Freie Zahnarzt.* 69-78.

Sampers, C. (2011). Aktuelle Grundlagen der systematischen Parodontitistherapie. *Der MKG-Chirurg.* (4), 266-272.

Socransky, S. S., Haffajee, A. D., Cugini, M. A., Smith, C., & Kent, R. L., Jr (1998). Microbial complexes in subgingival plaque. *Journal of clinical periodontology, 25*(2), 134–144.

Theilade, E., Wright, W. H., Jensen, S. B., & Löe, H. (1966). Experimental gingivitis in man: II. A longitudinal clinical and bacteriological investigation. *Journal of periodontal research, 1*(1), 1-13.

van Winkelhoff, A. J., Tijhof, C. J., & De Graaff, J. (1992). Microbiological and clinical results of metronidazole plus amoxicillin therapy in Actinobacillus actinomycetemcomitans-associated periodontitis. *Journal of periodontology, 63*(1), 52-57.

Wolf, H. F., Rateitschak-Plüss, E. M., & Rateitschak, K. H. (2012). *Parodontologie* (K. H. Rateitschak, H. F. Wolf, Hrsg.). Thieme.

Zandbergen, D., Slot, D. E., Cobb, C. M., & Van der Weijden, F. A. (2013). The clinical effect of scaling and root planing and the concomitant administration of systemic amoxicillin and metronidazole: a systematic review. *Journal of periodontology, 84*(3), 332-351.

Vergrößerte Darstellung von Abbildung 4 Ätiopathogenesemodell nach Page und Kornman (1997)

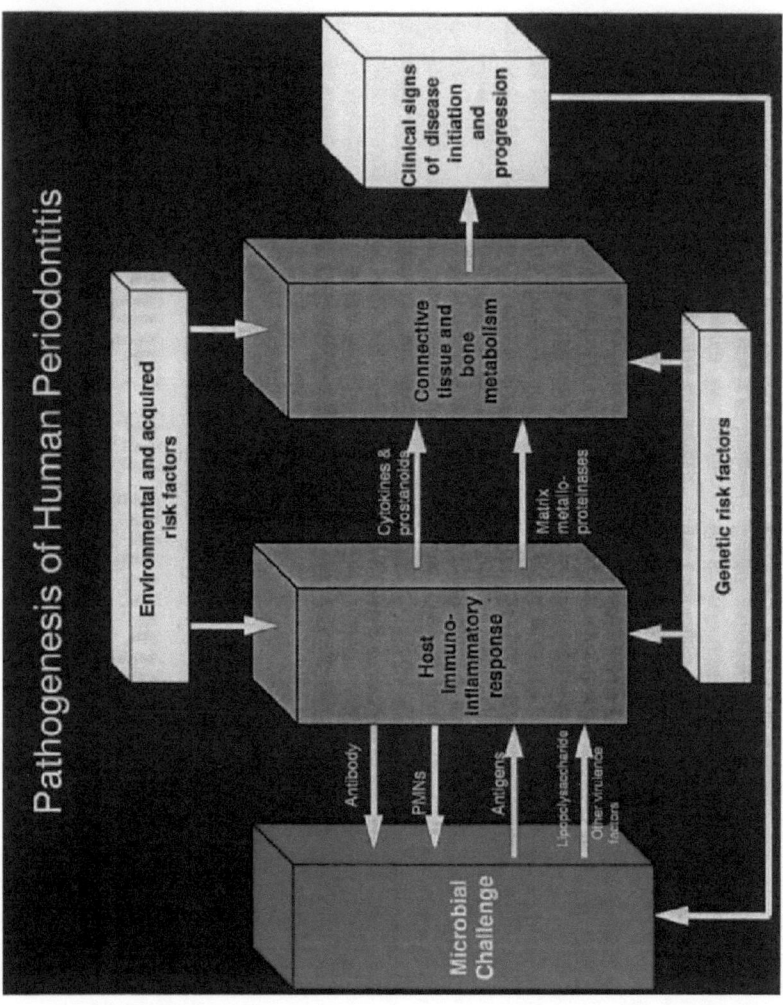

Vergrößerte Darstellung von Abbildung 5 Ätiopathogenesemodell nach Chapple & Meyle (2015)

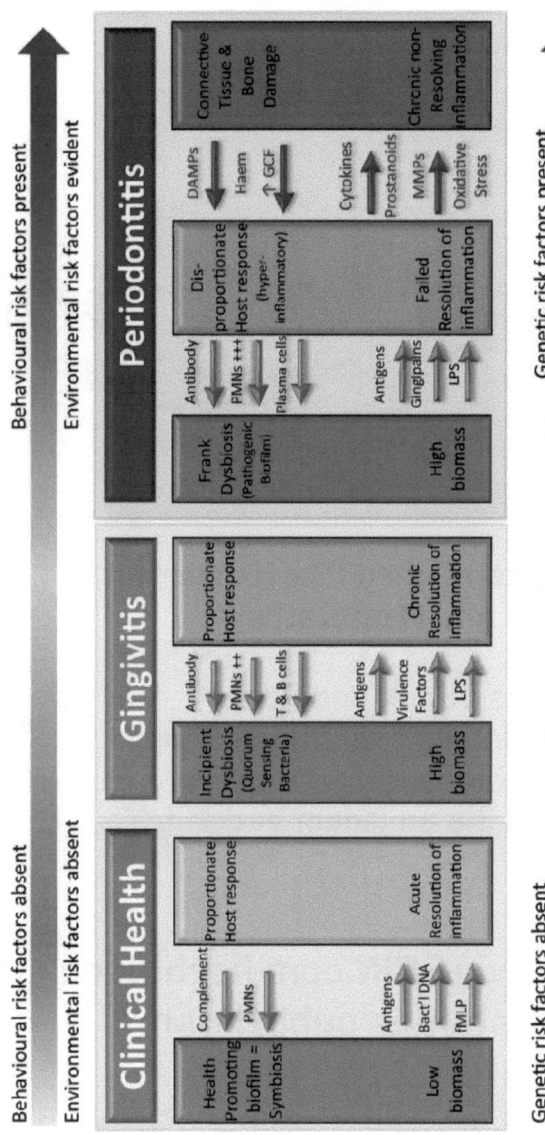

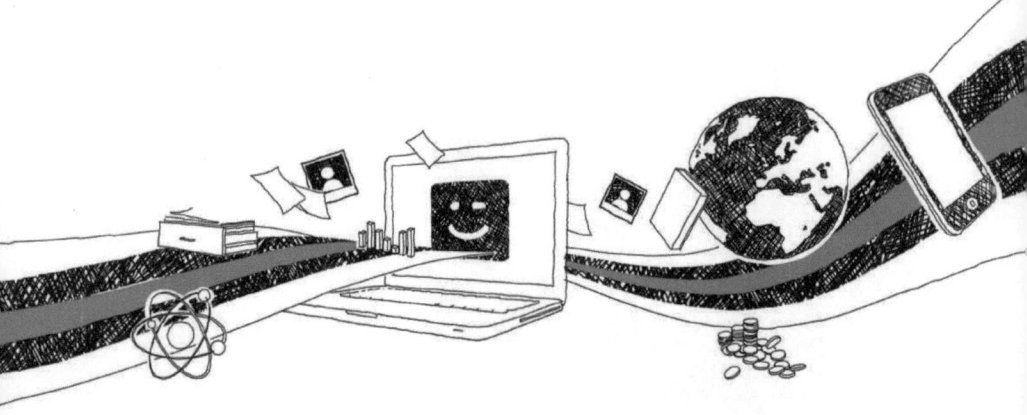
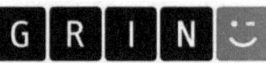